BEI GRIN MACHT SICH IHR WISSEN BEZAHLT

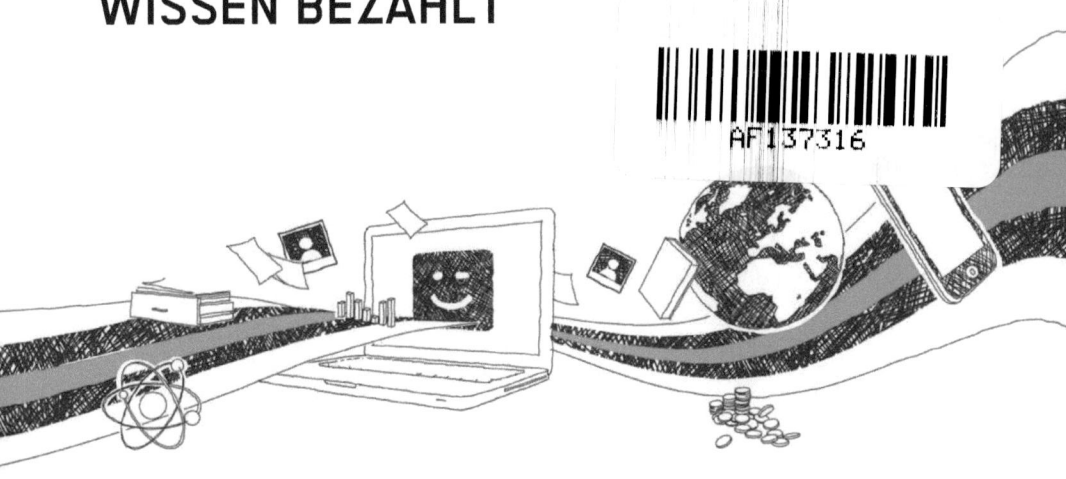

AF137316

- Wir veröffentlichen Ihre Hausarbeit, Bachelor- und Masterarbeit

- Ihr eigenes eBook und Buch - weltweit in allen wichtigen Shops

- Verdienen Sie an jedem Verkauf

Jetzt bei www.GRIN.com hochladen und kostenlos publizieren

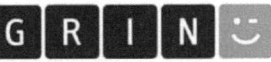

Bibliografische Information der Deutschen Nationalbibliothek:

Die Deutsche Bibliothek verzeichnet diese Publikation in der Deutschen National-
bibliografie; detaillierte bibliografische Daten sind im Internet über http://dnb.d-
nb.de/ abrufbar.

Impressum:

Copyright © 2006 GRIN Verlag, Open Publishing GmbH
Druck und Bindung: Books on Demand GmbH, Norderstedt Germany
ISBN: 9783638667845

Dieses Buch bei GRIN:

http://www.grin.com/de/e-book/61110/die-kopflaus-verbreitung-und-behandlung

Sonja Kellner

Die Kopflaus: Verbreitung und Behandlung

GRIN Verlag

GRIN - Your knowledge has value

Der GRIN Verlag publiziert seit 1998 wissenschaftliche Arbeiten von Studenten, Hochschullehrern und anderen Akademikern als eBook und gedrucktes Buch. Die Verlagswebsite www.grin.com ist die ideale Plattform zur Veröffentlichung von Hausarbeiten, Abschlussarbeiten, wissenschaftlichen Aufsätzen, Dissertationen und Fachbüchern.

Besuchen Sie uns im Internet:

http://www.grin.com/

http://www.facebook.com/grincom

http://www.twitter.com/grin_com

Schriftliche Unterrichtsplanung für den

1. Unterrichtsbesuch im Fach
Gesundheitswissenschaften

gem. § 11 Abs. 3 OVP

Studienseminar
für Lehrämter an Schulen
Seminar für das Lehramt an Berufskollegs

Schule:	
Unterrichtsfach:	Gesundheitserziehung
Thema der Reihe:	Parasiten des Menschen: Kopfläuse
Thema der Stunde:	Die Kopflaus: Ausbreitung und Behandlung
Klasse:	KIU 1 (zweijährige Berufsfachschule für Sozial- und Gesundheitswesen nach APO-BK Anlage B, Fachrichtung Kinderpflege)
Raum:	
Datum:	14.06.2006
Zeit:	13.30- 15.00 Uhr (Besuchszeitraum: 13.30- 14.15 Uhr)
Studienreferendarin:	Frau Sonja Kellner
Ausbildungslehrer:	
Ausbildungskoordinatorin:	
Schulleiterin:	
Stellvertretender Schulleiter:	
Fachleiterin:	
Hauptseminarleiter:	

1. Didaktische und methodische Schwerpunkte

Die Klasse K1 besteht aus 23 Schülerinnen. Sie befinden sich im ersten Jahr der zweijährigen Ausbildung zur staatlich geprüften Kinderpflegerin.

Die Ausbildung ist in 3 Phasen gegliedert: „Orientierung", „Erprobung" und „Entwicklung eigener Handlungen".

Die Leitidee in der jetzigen Phase „Erprobung" lautet „Auseinandersetzung mit den Anforderungen der Berufspraxis".

Über der zur Zeit behandelten Unterrichtsreihe in Gesundheitserziehung steht die Leitfrage „Woran erkenne ich Erkrankungen bei Kindern, und wie reagiere ich darauf?"

Die Leistungsfähigkeit und –bereitschaft sind in der Lerngruppe sehr unterschiedlich ausgeprägt. Die schulische Vorbildung ist homogen, alle besitzen den Hauptschulabschluss.

Dadurch das die Stunden in der 7./8. Stunde liegen, sind die Schülerinnen schwer zu motivieren. Außerdem gibt es in der Klasse insgesamt eine hohe Fehlstundenzahl.

Durch die Blockpraktika und die Praktikumstage, einmal in der Woche, kennen die Schülerinnen inzwischen die Arbeitssituation in Kindergärten und Kindertagesstätten gut. Zur Zeit ist das Problem Kopfläuse aktuell. Aus diesem Grund ist es wichtig, dass Kinderpflegerinnen über die Kopflausproblematik informiert sind.

Eine berufliche Relevanz dieses Themas wird durch den späteren Aufgabenbereich der Kinderpflegerinnen deutlich, der sich in verschiedenen Einrichtungen oder auch in privaten Haushalten befindet. Hier können die Kinderpflegerinnen mit dem Thema konfrontiert werden. Deshalb ist es von großer Bedeutung, dass die Schülerinnen sich mit dem Thema auseinandergesetzt haben, um später auch angemessen auf Elternfragen reagieren zu können.

Die hohe berufliche Relevanz des Themas wird auch im Fallbeispiel deutlich, welches den Einstieg in das Thema liefert. Die Schülerinnen sollen entsprechende Fragen entwickeln, die ihnen als Kinderpflegerinnen von betroffenen Eltern gestellt werden könnten.

Zur Erarbeitung des Unterrichtsinhalts ist das Lernen an Stationen besonders gut geeignet, da sich das Thema Kopfläuse hervorragend gliedern lässt. Des weiteren werden hier verschiedene Lernarten und damit auch unterschiedliche Sinne, angesprochen. Dies soll für die Schülerinnen den Inhalt abwechslungsreicher und damit interessanter gestalten.

Die verschiedenen Stationen werden immer in Kleingruppen durchlaufen, so dass die Schülerinnen sich unterstützen können. So können Ergebnisse besprochen oder gegenseitig verbessert werden.

Die Sicherung der Ergebnisse findet im Stationenbuch statt. Die Ergebnisse werden in der zweiten Stunde verglichen und gegebenenfalls korrigiert.

2. Ziele und Kompetenzen

2.1 Stundenziel

Die Schülerinnen können erklären, wie man Kopfläuse erkennen kann, wie sie sich verbreiten und wie man sie behandelt.

2.2 Förderung der...

2.2.1 Fachkompetenz

Die Anwendungssituation der heutigen Stunde ist „das kranke Kind" bzw. in diesem Fall das betroffene Kind. Die Schülerinnen eignen sich grundlegendes Wissen über die Kopflaus an und verknüpfen dies mit der Behandlung und Verbreitung der Kopfläuse.

In den folgenden Stunden vertiefen sie ihre Kenntnisse, indem sie die wichtigsten Sofortmaßnahmen, die in einer Einrichtung ergriffen werden müssen kennen, und ein Merkblatt für die Eltern erstellen sollen. Diese Unterrichtseinheit liefert den Lernenden das nötige Fachwissen, um es in beruflichen oder privaten Alltagssituationen sachgerecht einzusetzen und angemessen reagieren zu können.

2.2.2 Methodenkompetenz

Die Fähigkeit mit Fachinformationen und -texten umzugehen, wird zwar ständig gefordert und gefördert, aber ist für viele in der Klasse schwierig. Aus diesem Grund dürfen die Texte oder Informationen nicht zu lang und anspruchsvoll sein. Die Aufgabenstellung muss ebenfalls der Lerngruppe entsprechend strukturiert sein. In der heutigen Stunde wird anhand der verschiedene Stationen das Thema in kleine Lernschritte eingeteilt. Das Lernen an Stationen hat zudem einen hohen Aufforderungscharakter und fördert somit die Motivation. Auch das zielgerichtete Arbeiten nach Zeitvorgabe wird gefördert.

In den folgenden Stunden wird das erworbene Wissen umgesetzt, indem ein Merkblatt für Eltern erstellt wird. Zum Schluss der Unterrichtsreihe haben die Schülerinnen eine Transferleistung erbracht.

2.2.3 Sozialkompetenz

Die Lerngruppe versteht sich untereinander recht gut. Die Lernenden sind allerdings oft unruhig und unaufmerksam, wenn Mitschüler Beiträge liefern oder Ergebnisse präsentieren.

In der heutigen Stunde werden die Schülerinnen darin gefördert, sich gegenseitig zu unterstützen, so dass verstärkt eine Kommunikation zwischen den Schülern stattfindet. Aber auch das selbstständige Erarbeiten wird gefördert.

In den folgenden Stunden wird die durch die Arbeit in Kleingruppen weiterhin Kommunikations- und Kooperationsbereitschaft gefördert. Außerdem wird dadurch ihre Präsentationsfähigkeit ausgeprägt, da sie in Kleingruppe die Ergebnisse ihrer Arbeiten vorstellen müssen.

3. Synoptische Darstellung der geplanten Lehr-/Lernprozesse

Phase	Handlungsschritte	Handlungsmuster/ Sozialformen	Medien
	Begrüßung Anwesenheit		Klassenbuch
Einstieg	Fallbeispiel S entwickeln Fragen	UG	OHP, Folie
	Anmoderation Lernen an Stationen, Verhaltensregeln, Aufgaben, Vorgehen	LV	
Erarbeitung, Anwendung, Sicherung	Die einzelnen Stationen werden durchlaufen. Die Ergebnisse werden im Stationenbuch festgehalten.		Stationskarten, Stationenbuch, Eieruhr,
Station 1	S schauen den Film und beantworten die gestellten Fragen		Film
Station 2	S mikroskopieren das Objekt und zeichnen es in ihrem Stationenbuch nach und beschriften das Objekt		Mikroskop, Fertigpräparat, Dia,
Station 3	S füllen Lückentext aus, mit Hilfe von genannten Begriffen		
Station 4	S müssen die wichtigsten Hinweise bezüglich der Anwendung des genannten Präparats erarbeiten. Weiterhin sollen sie die Problematik des Präparats erkennen.		Goldgeist Forte®,
Station 5	S die Anwendung des Nissenkamms erproben.		Nissenkamm, Salz, Schminkkopf
Reflexion/ Abschluss	Die Ergebnisse werden gemeinsam verglichen und korrigiert.	UG	Stationenbuch mit Lösungen

GA= Gruppenarbeit, LV= Lehrervortrag, UG= Unterrichtsgespräch, S= Schülerinnen

→ Zeitraum des Unterrichtsbesuchs gelb unterlegt.

4. Literatur

📖 **BZgA: Kopfläuse…was tun? Köln 2005**

📖 **Hugenschmidt, B./ Technau, A.: Methoden schnell zur Hand. Klett 2005**

📖 **Richtlinien und Lehrpläne zur Erprobung für die Berufsfachschule für Sozial- und Gesundheitswesen Fachrichtung Kinderpflege**

🖥 **www.kopflaus.ch**

5. Anlagen

Anlage 1: Reihenplanung

Anlage 2: Fallbeispiel

Anlage 3: Erwartetes Ergebnis

Anlage 4: Stationskarten/ Arbeitsaufträge

Anlage 5: Stationenbuch

Anlage 8: Stationenbuch mit Lösungen

Reihenplanung

Thema der Reihe: Parasiten des Menschen: Kopfläuse

Datum	Std.	Thema
07.06.06	5./6.	Sexuell übertragbare Krankheiten
14.06.06	1./2.	Die Kopflaus: Ausbreitung und Behandlung
21.06.06	3./4.	Kopflausbefall: Aufklärung der Eltern

Einstieg: Fallbeispiel	Folie 1

Eine Kinderpflegerin erzählt den Eltern von Jana, dass ein Kind im Kindergarten Kopfläuse hat und sie ihr Kind auch auf Kopfläuse untersuchen sollen.

Die Eltern fragen sofort:

➢

➢

➢

➢

➢

☞ Die Kinderpflegerin antwortet: ?

> ➤ Was sind Kopfläuse?
>
> ➤ Wie werden sie übertragen?
>
> ➤ Wie muss ich mein Kind untersuchen und wie erkenne ich dann die Kopfläuse?
>
> ➤ Was kann ich dagegen tun?
>
> ➤ Welche Maßnahmen muss ich ergreifen?

Station 1

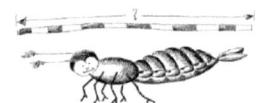 Filmausschnitt
Kopfläuse

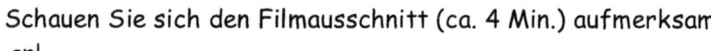

Arbeitsauftrag:

 Schauen Sie sich den Filmausschnitt (ca. 4 Min.) aufmerksam an!

 Beantworten Sie mit Hilfe des Filmausschnitts folgende Fragen in <u>ihrem</u> Stationenbuch:

1. Welche Anzeichen gibt es für einen Kopflausbefall?
2. An welchen Stellen auf dem Kopf halten sich die Kopfläuse bevorzugt auf?
3. Wovon ernähren sich die Kopfläuse?
4. Was erzeugt den Juckreiz auf der Haut?
5. Wodurch kann sich die Haut entzünden?
6. Wie groß ist eine Kopflaus?
7. Wie hoch ist ihre Lebenserwartung?
8. Was sind Nissen?
9. Warum lassen sich Nissen nicht durch einfache Kopfwäsche entfernen?

 Zeitvorgabe: 10 Min.

 Sollten Sie vor der genannten Zeit fertig sein, vergleichen Sie ihre Ergebnisse in ihrer Gruppe.

Station 2
Mikroskop

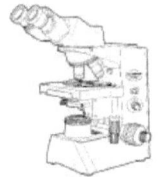

Arbeitsauftrag:

👁   Schauen Sie sich die Kopflaus mit Hilfe des Mikroskops genau an! Nutzen sie zusätzlich das Dia!

✍   Zeichnen Sie die Kopflaus in <u>ihrem</u> Stationenbuch nach!

✏   Beschriften Sie danach die Kopflaus! Benutzen Sie folgende Begriffe: Beine, Greifklauen, Kopf, Körper, Fühler, Stechrüssel, Auge

🕐   Zeitvorgabe: 10 Min.

👥   Sollten Sie vor der genannten Zeit fertig sein, vergleichen Sie ihre Zeichnung in ihrer Gruppe !

Station 3
Lückentext

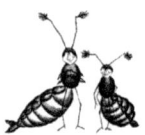

Arbeitsauftrag:

 Lesen Sie den Text aufmerksam durch!

 Setzen Sie die angegebenen Begriffe an die passende Stelle des Textes in <u>ihrem</u> Stationenbuch ein!

 Zeitvorgabe: 10 Min.

 Sollten Sie vor der genannten Zeit fertig sein, vergleichen Sie ihre Ergebnisse in ihrer Gruppe!

Informationstext:

Wie werden die Kopfläuse übertragen?

Springen oder fliegen können Kopfläuse zwar nicht, aber sie sind flinke _____. Da kann es leicht passieren, dass die ungebetenen Gäste beim vertrauten Umgang in der Familie oder unter Freunden, beim Schmusen, Kuscheln und _____ zusammenstecken -also bei direktem Kontakt- von einem Kopf zum nächsten wandern. In der Auswahl des _____ sind sie dabei nicht wählerisch- jeder Kopf ist als neue _____ willkommen. Und ehe man sich's versieht, ist die ganze Familie, der Freundeskreis, die Schulklasse oder die Kindergartengruppe betroffen.

Bei jedem Menschen können sich Kopfläuse niederlassen- trotz bester _____ und täglicher Haarwäsche.

Wenn die Laus nicht regelmäßig eine _____ aus der Kopfhaut _____ kann, trocknet sie relativ schnell aus.

-Bitte wenden-

Deshalb werden Kopfläuse nur äußerst selten über Gegenstände übertragen- in der Regel findet man dort allenfalls _____, kranke oder senile Kopfläuse, die sich nicht mehr _____ können und keine Gefahr darstellen. Trotzdem sollten Textilien oder _____ , die mit dem Haupthaar in Berührung kommen, vorsichtshalber gründlich _____ und regelmäßig kontrolliert werden.

Größere Aktionen in der Wohnung, wie etwa das _____ von Polstermöbeln oder die Behandlung von Teppichen mit _____, sind dagegen nicht nötig und- da es sich um _____ handelt- eher schädlich.

Folgende Reinigungsmaßnahmen sind zu empfehlen:

⇨ Kämme und Bürsten für ____ Minuten in heißes Wasser legen und gründlich reinigen

⇨ Handtücher, Leib- und Bettwäsche wechseln und bei mindestens ___ waschen

⇨ _____, Schals, Decken, Kopfkissen und Kuscheltiere, wenn möglich, ebenfalls bei mindestens 60° waschen

⇨ Textilien und Kuscheltiere, die nicht so heiß waschbar sind, für _____ in einem gut verschließbaren _____ aufbewahren oder für einen Tag _____

⇨ Teppiche und Polstermöbel sowie Autositze und Kopfstützen sorgfältig _____

Begriffe: zehn, vermehren, zwei Wochen, Desinfizieren, Gebrauchsgegenstände, 60°, Krabbler, saugen, Nahrungsquelle, Mützen, gereinigt, absaugen, Gifte, Köpfe, Haarkopfes, Plastikbeutel, Insektiziden, verletzte, einfrieren, Blutmahlzeit, Körperpflege, heißes

Station 4
Behandlung

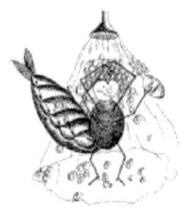

Arbeitsauftrag:

   Lesen Sie den Informationstext!

   Notieren Sie stichpunktartig die <u>wichtigsten </u>Hinweise bezüglich der Anwendung von GOLDGEIST FORTE® in ihrem Stationenbuch. Gehen Sie hierbei besonders auf *Einwirkzeit, Dosierung, Art der Anwendung* und die *Behandlungsdauer* ein.

   Riechen Sie vorsichtig an dem vorbereitetem Präparat!
   ✒Was könnte hier im Bezug auf die Anwendung bei Kindern problematisch sein?

   Zeitvorgabe: 10 Min.

   Sollten Sie vor der genannten Zeit fertig sein, vergleichen Sie ihre Ergebnisse in ihrer Gruppe!

Informationstext:
Textausschnitt aus dem Beipackzettel des Medikaments „Goldgeist Forte®"

<u>Dosierung, Art und Dauer der Anwendung:</u>

(wenn vom Arzt nicht anders verordnet)

Wichtige Voraussetzung für die einwandfreie Wirkung von GOLDGEIST FORTE® ist vollständige Benetzung von Kopfhaut und Haaren. Deshalb soll das trockene Haar seiner Fülle entsprechend mit GOLDGEIST FORTE® gründlich durchtränkt und einmassiert werden.

-Bitte wenden-

Bei langem Haar ist dafür der Gesamtinhalt einer Original-Flasche (75ml), bei kurzem Haar etwa die Hälfte erforderlich. Man lässt die Flüssigkeit mindestens 30 Minuten bis höchstens 45 Minuten einwirken. Anschließend werden die Haare gründlich mit warmen Wasser, wie bei der Anwendung von Shampoo, ausgespült und zur Entfernung der abgetöteten Nissen mit feinzinkigen Kamm ausgekämmt. Nach 8- 10 Tagen sollte zur Absicherung des Behandlungserfolges eine Kontrolle durchgeführt werden, d.h. um festzustellen ob alle Läuse und Nissen erfasst wurden. Werden dabei wieder Läuse oder lebende Nissen gefunden, muss die Behandlung wiederholt werden. Bei Kinder sollte die Behandelung immer unter Aufsicht statt finden. In Einzelfällen können die Substanzen allergische Reaktionen oder Reizerscheinungen hervorrufen. Augenkontakt sollte vermieden werden.

Station 5
Anwendung Nissenkamm

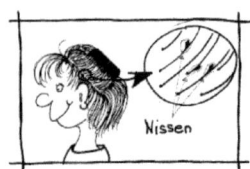

Arbeitsauftrag:

 Lesen Sie den Informationstext aufmerksam durch!

 Jeder in der Gruppe sollte einmal den Nissenkamm ausprobieren!

 Unterstützen Sie sich in der Gruppe, indem einer den Arbeitsschritt angibt und der andere durchführt!

 Zeitvorgabe: 10 Min.

Informationstext

Was Sind Nissen?

Die Eier Kopflaus werden als Nissen bezeichnet und werden an den Haaren verklebt. Acht Tage nach der Eiablage schlüpft die Larve. Die klebrigen Nissen der Kopfläuse bleiben sogar nach einer erfolgreichen Behandlung des Kopflausbefalls oft noch monatelang an den Haaren haften, entfernen sich aber mit Wachstum der Haare langsam von der Kopfhaut.

Was ist ein Nissenkamm?

Nissenkämme sind spezielle Kämme, deren Zinken nicht mehr als 0,2 bis 0,3 mm voneinander entfernt sind. Deshalb eignen sie sich sehr gut, um Läuse und Nissen zu erfassen. Einen Nissenkamm bekommen Sie in der Apotheke.

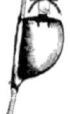

-Bitte wenden-

☝ <u>Wie wende ich den Nissenkamm an?</u>

➤ Scheiteln sie das Haar mit Hilfe des Kamms.

➤ Betrachten Sie den Haaransatz.

➤ Achten Sie auf die Nissen (Eier der Läuse), sie kleben auf einer
Seite der Haare und haben die Größe eines Sandkorns.

➤ Kämmen sie systematisch das ganze Kopfhaar durch.

➤ Kontrollieren Sie den Kamm auf darin hängen gebliebenen
Läuse, indem sie ihn in Küchenpapier abstreichen.

Stationenbuch	
Name:	Datum 14.06.06

Thema: Kopfläuse: Ausbreitung und Behandlung

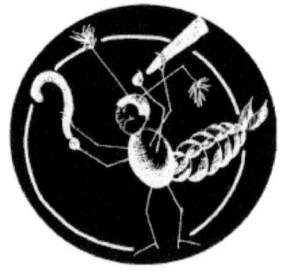

Station 1

Beantworten Sie mit Hilfe des Films folgende Frage:

1. Welche Anzeichen gibt es für einen Kopflausbefall?

   _____

2. An welchen Stellen auf dem Kopf halten sich die Kopfläuse bevorzugt auf?

   _____

3. Wovon ernähren sich die Kopfläuse?

   _____

4. Was erzeugt den Juckreiz auf der Haut?

   _____

5. Wodurch kann sich die Haut entzünden?

   _____

6. Wie groß ist eine Kopflaus?

   _____

7. Wie hoch ist ihre Lebenserwartung?

   _____

8. Was sind Nissen?

   _____

9. Warum lassen sich Nissen nicht durch einfache Kopfwäsche entfernen?

   _____

Station 2
Mikroskop

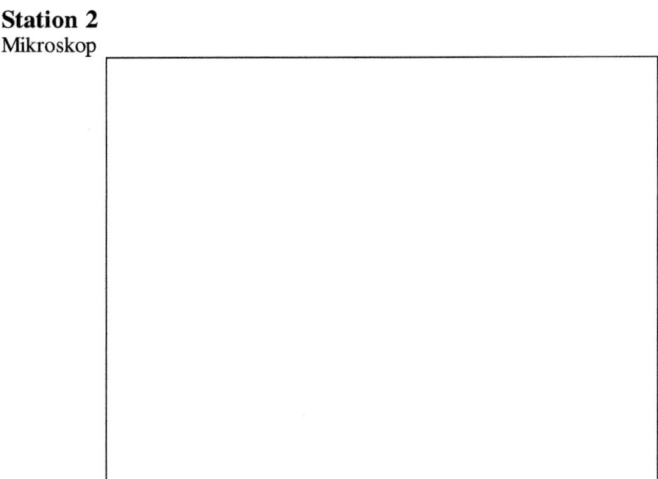

Begriffe: Beine, Greifklauen, Kopf, Körper mit Atemlöchern,
Fühler, Stechrüssel, Auge

Station 3
Übertragung

Wie werden die Kopfläuse übertragen?
Springen oder fliegen können Kopfläuse zwar nicht, aber sie sind flinke _____. Da kann es leicht passieren, dass die ungebetenen Gäste beim vertrauten Umgang in der Familie oder unter Freunden, beim Schmusen, Kuscheln und _____ zusammenstecken- also bei direktem Kontakt- von einem Kopf zum nächsten wandern. In der Auswahl des _____ sind sie dabei nicht wählerisch- jeder Kopf ist als neue _____ willkommen. Und ehe man sich's versieht, ist die ganze Familie, der Freundeskreis, die Schulklasse oder die Kindergartengruppe betroffen.

Bei jedem Menschen können sich Kopfläuse niederlassen- trotz bester _____ und täglicher Haarwäsche.

Wenn die Laus nicht regelmäßig eine_____ aus der Kopfhaut _____ kann, trocknet sie relativ schnell aus. Deshalb werden Kopfläuse nur äußerst selten über Gegenstände übertragen- in der Regel findet man dort allenfalls _____, kranke oder senile Kopfläuse, die sich nicht mehr _____ können und keine Gefahr darstellen. Trotzdem sollten Textilien oder_____, die mit dem Haupthaar in Berührung kommen, vorsichtshalber gründlich _____ und regelmäßig kontrolliert werden.

Größere Aktionen in der Wohnung, wie etwa das _____ von Polstermöbeln oder die Behandlung von Teppichen mit _____, sind dagegen nicht nötig und- da es sich um _____ handelt- eher schädlich.

Folgende Reinigungsmaßnahmen sind zu empfehlen:
⇨ Kämme und Bürsten für ____ Minuten in heißes Wasser legen und gründlich reinigen
⇨ Handtücher, Leib- und Bettwäsche wechseln und bei mindestens ___ waschen
⇨ _____, Schals, Decken, Kopfkissen und Kuscheltiere, wenn möglich, ebenfalls bei mindestens 60° waschen
⇨ Textilien und Kuscheltiere, die nicht so heiß waschbar sind, für _____ in einem gut verschließbaren _____ aufbewahren oder für einen Tag _____
⇨ Teppiche und Polstermöbel sowie Autositze und Kopfstützen sorgfältig _____

Begriffe: zehn, vermehren, zwei Wochen, Desinfizieren, Gebrauchsgegenstände, 60°, Krabbler, saugen, Nahrungsquelle, Mützen, gereinigt, absaugen, Gifte, Köpfe, Haarkopfes, Plastikbeutel, Insektiziden, verletzte, einfrieren, Blutmahlzeit, Körperpflege, heißes

Station 4
Behandlung

♦

Einwirkzeit:_____

♦ Dosierung:_____

♦ Art der Anwendung:_____

♦ Behandlungsdauer:_____

Riechen sie vorsichtig an dem vorbereitem Präparat!

✎Was könnte hier im Bezug auf die Anwendung bei Kindern problematisch sein?

_____

_____

_____

Station 5
Anwendung des Nissenkamms

✎ Wie wende ich den Nissenkamm an?

➤ Scheiteln sie das Haar Strich für Strich.

➤ Betrachten Sie den Haaransatz mit der Leselupe.

➤ Achten Sie auf die Nissen (Eier der Läuse), sie kleben auf einer
  Seite der Haare und haben die Größe eines Sandkorns.

➤ Kämmen sie damit systematisch das ganze Kopfhaar durch.

➤ Kontrollieren Sie den Kamm auf darin hängen gebliebene Läuse,
  indem sie ihn in Küchenpapier abstreichen.

Stationenbuch	
Name:	Datum 14.06.06
Thema: Kopfläuse: Ausbreitung und Behandlung	

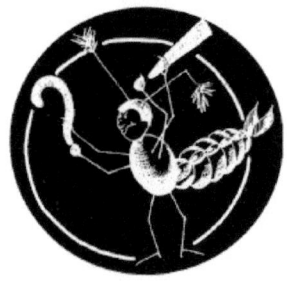

Station 1

Beantworten Sie mit Hilfe des Films folgende Frage:

1. Welche Anzeichen gibt es für einen Kopflausbefall?

   ◆ starkes, häufiges Kratzen am Kopf

2. An welchen Stellen auf dem Kopf halten sich die Kopfläuse bevorzugt auf?

   ◆ hinter den Ohren, im Nacken und an den Schläfen

3. Wovon ernähren sich die Kopfläuse?

   ◆ von Blut aus der Kopfhaut

4. Was erzeugt den Juckreiz auf der Haut?

   ◆ durch den Speichel, den die Kopflaus beim Stechen in die Kopfhaut bzw.
   Saugen des Blutes abgibt

5. Wodurch kann sich die Haut entzünden?

   ◆ durch die Verdauungsprodukte der Kopflaus, die während des Saugens ständig
   abgegeben werden und durch das Kratzen

6. Wie groß ist eine Kopflaus?

   ◆ 2-3 mm

7. Wie hoch ist ihre Lebenserwartung?

   ◆ ca. 3 Wochen (je nach Temperatur)

8. Was sind Nissen?

   ◆ Eier der Kopfläuse

9. Warum lassen sich Nissen nicht durch einfache Kopfwäsche entfernen?

♦ weil sie durch eine Art Kleber am Haar befestigt sind

Station 2
Mikroskop

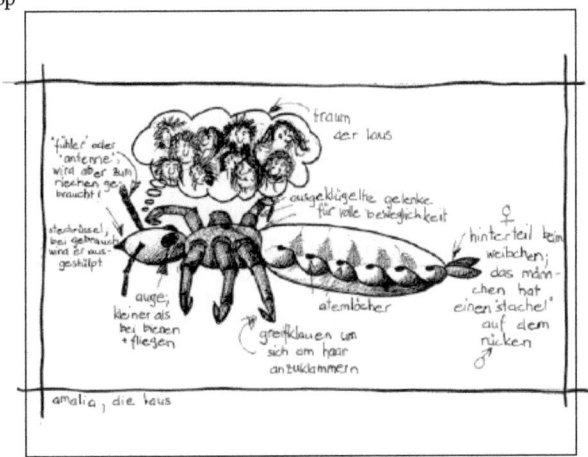

Begriffe: Beine, Greifklauen, Kopf, Körper mit Atemlöchern,
Fühler, Stechrüssel, Auge

Station 3
Übertragung

<u>Wie werden die Kopfläuse übertragen?</u>

Springen oder fliegen können Kopfläuse zwar nicht, aber sie sind flinke **Krabbler**. Da kann es leicht passieren, dass die ungebetenen Gäste beim vertrauten Umgang in der Familie oder unter Freunden, beim Schmusen, Kuscheln und **Köpfe** zusammenstecken- also bei direktem Kontakt- von einem Kopf zum nächsten wandern. In der Auswahl des **Haarschopfes** sind sie dabei nicht wählerisch- jeder Kopf ist als neue **Nahrungsquelle** willkommen. Und ehe man sich's versieht, ist die ganze Familie, der Freundeskreis, die Schulklasse oder die Kindergartengruppe betroffen.

Bei jedem Menschen können sich Kopfläuse niederlassen- trotz bester **Körperpflege** und täglicher Haarwäsche.

Wenn die Laus nicht regelmäßig eine **Blutmahlzeit** aus der Kopfhaut **saugen** kann, trocknet sie relativ schnell aus. Deshalb werden Kopfläuse nur äußerst selten über Gegenstände übertragen- in der Regel findet man dort allenfalls **verletzte**, kranke oder senile Kopfläuse, die sich nicht mehr **vermehren** können und keine Gefahr darstellen. Trotzdem sollten Textilien oder **Gebrauchsgegenstände**, die mit dem Haupthaar in Berührung kommen, vorsichtshalber gründlich **gereinigt** und regelmäßig kontrolliert werden.

Größere Aktionen in der Wohnung, wie etwa das **Desinfizieren** von Polstermöbeln oder die Behandlung von Teppichen mit **Insektiziden**, sind dagegen nicht nötig und- da es sich um **Gifte** handelt- eher schädlich.

Folgende Reinigungsmaßnahmen sind zu empfehlen:

⇨ Kämme und Bürsten für **zehn** Minuten in **heißes** Wasser legen und gründlich reinigen

⇨ Handtücher, Leib- und Bettwäsche wechseln und bei mindestens **60°** waschen

⇨ **Mützen,** Schals, Decken, Kopfkissen und Kuscheltiere, wenn möglich, ebenfalls bei mindestens 60° waschen

⇨ Textilien und Kuscheltiere, die nicht so heiß waschbar sind, für **zwei Wochen** in einem gut verschließbaren **Plastikbeutel** aufbewahren oder für einen Tag einfrieren

⇨ Teppiche und Polstermöbel sowie Autositze und Kopfstützen sorgfältig **absaugen**

Begriffe: zehn, vermehren, zwei Wochen, Desinfizieren, Gebrauchsgegenstände, 60°, Krabbler, saugen, Nahrungsquelle, Mützen, gereinigt, absaugen, Gifte, Köpfe, Haarkopfes, Plastikbeutel, Insektiziden, verletzte, einfrieren, Blutmahlzeit, Körperpflege, heißes

Station 4
Behandlung

♦ Einwirkzeit: 30-45 min

♦ Dosierung: bei langem Haar ganze Flasche(75ml), kurzes Haar die Hälfte der Flasche, bei Kindern nur 25 ml

♦ Art der Anwendung: Kopfhaut und trockene Haare vollständig benetzen bzw.
gründlich durchtränken und einmassieren, nach der Einwirkzeit die Haare gründlich mit warmen Wasser, ausspülen und die abgetöteten Nissen mit feinzinkigen Kamm auskämmen

♦ Behandlungsdauer: nach 8-10 Tagen Anwendung wiederholen

Riechen Sie vorsichtig an dem vorbereitetem Präparat!

✐ Was könnte hier im Bezug auf die Anwendung bei Kindern problematisch sein?

• Den Kindern könnte der Geruch des Mittels unangenehm sein, und sie könnten sich eventuell weigern, mit dem Mittel behandelt zu werden.

Station 5
Anwendung des Nissenkamms

✎ <u>Wie wende ich den Nissenkamm an?</u>

➢ Scheiteln sie das Haar Strich für Strich.

➢ Betrachten Sie den Haaransatz mit der Leselupe.

➢ Achten Sie auf die Nissen (Eier der Läuse), sie kleben auf einer Seite der Haare und haben die Größe eines Sandkorns.

➢ Kämmen sie damit systematisch das ganze Kopfhaar durch.

➢ Kontrollieren Sie den Kamm auf darin hängen gebliebene Läuse, indem sie ihn in Küchenpapier abstreichen.

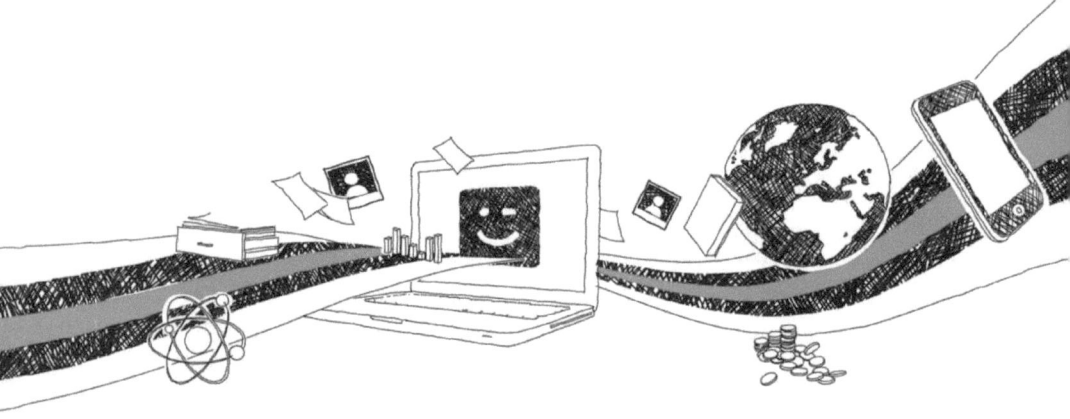
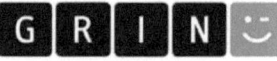